T 3505.

(le texte est en 3 vol. 8° T. 3505.)

II. 1016 (texte 8° I. 5362-64.)

NOUVEAUX ÉLÉMENTS

DE

MÉDECINE OPÉRATOIRE,

ACCOMPAGNÉS

D'UN ATLAS DE 20 PLANCHES IN-4° GRAVÉES,

REPRÉSENTANT

LES PRINCIPAUX PROCÉDÉS OPÉRATOIRES ET UN GRAND NOMBRE D'INSTRUMENTS DE CHIRURGIE;

Par Alf. A. L. M. VELPEAU,

CHIRURGIEN DE L'HOPITAL DE LA PITIÉ, AGRÉGÉ A LA FACULTÉ DE MÉDECINE DE PARIS,
CHIRURGIEN DES DISPENSAIRES DE LA SOCIÉTÉ PHILANTHROPIQUE, PROFESSEUR D'ACCOUCHEMENTS, D'ANATOMIE,
DE PATHOLOGIE CHIRURGICALE ET DE MÉDECINE OPÉRATOIRE,
MEMBRE DE LA SOCIÉTÉ MÉDICALE D'ÉMULATION DE PARIS, CORRESPONDANT DES SOCIÉTÉS MÉDICALES
DE TOURS, LOUVAIN, RIO-JANEIRO, ETC., ETC.

ATLAS.

PARIS,

J. B. BAILLIÈRE, LIBRAIRE DE L'ACADÉMIE ROYALE DE MÉDECINE,
RUE DE L'ÉCOLE DE MÉDECINE, N° 13 BIS.

LONDRES, MÊME MAISON, N° 219, REGENT STREET.
BRUXELLES, TIRCHER. — **LIÈGE**, DESOER. — **GAND**, DUJARDIN.

1832.

EXPLICATION DES PLANCHES.

PLANCHE Iʳᵉ.

MANIÈRE DE TENIR LE BISTOURI.

Fɪɢ. 1. *Bistouri droit, à ressort.* Les bistouris à manche fixe ont l'inconvénient de ne pouvoir se fermer. Ceux qui n'ont pas de ressort, un peu plus faciles à nettoyer peut-être, sont moins faciles à manier, et celui-ci peut, à la rigueur, les remplacer tous.

Fɪɢ. 2. *Bistouri convexe.* Le tranchant de ce bistouri étant régulier depuis la pointe jusqu'au talon, est plus commode que ceux dont la lame, plus large au milieu qu'en arrière, n'est tranchante que dans sa moitié ou ses d ux tiers antérieurs.

Fɪɢ. 3. *Bistouri de forme anglaise.* En Angleterre on ne se sert guère que de scalpels ou de petits bistouris convexes et mobiles sur leurs manches. Leur emploi, utile lorsqu'il importe de tenir l'instrument à peu de distance des parties qu'on divise, n'est de rigueur nulle part, et le bistouri français peut toujours en tenir lieu.

Fɪɢ. 4. *Bistouri droit boutonné.* C'est avec ce bistouri qu'on excise les amygdales, qu'on pratique la staphyloraphie, qu'on agrandit l'ouverture de certains abcès, de certaines fistules, etc.

Fɪɢ. 5. Première position, ou bistouri convexe tenu à pleine main, le tranchant en bas.

Fɪɢ. 6. Deuxième position, ou bistouri tenu à pleine main, le tranchant en haut.

Fɪɢ. 9. Troisième position, ou bistouri tenu comme une plume, le tranchant en bas.

Fɪɢ. 10. Même position, la pointe du bistouri étant tournée en arrière ou vers le poignet.

Fɪɢ. 11. Quatrième position, bistouri tenu comme une plume, le tranchant en haut.

Fɪɢ. 12. Même position, la pointe du bistouri étant tournée en arrière.

Fɪɢ. 13. Cinquième position, bistouri tenu comme un archet, le tranchant en travers.

Fɪɢ. 7. Même position, le tranchant du bistouri regardant en bas.

Fɪɢ. 8. Même position, le tranchant du bistouri regardant en haut.

SUTURES.

Fɪɢ. 14. *Suture à points séparés.* — A, A, A, Anses de la suture. — B, B, B, Rosettes qui en fixent ou en arrêtent chaque point.

Fɪɢ. 15. *Suture en faufil.* — A, A, Extrémités du fil qui devraient être nouées séparément, et qui ont été laissées libres pour mieux faire comprendre le mécanisme de l'opération. — B, B, B, Points de la suture.

Fɪɢ. 16. *Suture entortillée.*

Fɪɢ. 17. *Suture enchevillée.* — A, Cylindre de sparadrap, de bois, de baleine ou de métal, fixé d'un côté de la plaie par les anses de chaque fil. — B, Second cylindre de sparadrap sur lequel on arrête par un nœud l'extrémité libre de chaque point de la suture. — La suture enchevillée est trop négligée de nos jours. C'est avec elle que M. Roux a guéri cette année (1832) une large fistule périnéale qui avait résisté à tout autre traitement, même à d'autres sutures.

Fɪɢ. 18. *Suture en spirale, à surget ou du pelletier.* — A, A, Extrémités du fil un peu tirées pour en serrer les tours. — B, B, B, Points de la suture.

PLANCHE II.

LIGATURE DES ARTÈRES.

Fig. X. Les artères soulevées par autant de sondes se voient sur cette figure dans le plus grand nombre des points où le chirurgien est appelé à les découvrir. Le malade est représenté dans la position convenable à la ligature de chacune d'elles, si ce n'est qu'il faut le supposer couché horizontalement pour celle de l'iliaque externe. Au lieu d'être placées de haut en bas, les mains devraient se trouver dans le sens contraire pour la carotide et la sous-clavière, mais elles eussent trop masqué les objets de cette dernière façon. Les autres figures reproduisent, de grandeur naturelle, chaque plaie de celle dont il s'agit en ce moment. Elles en conservent le chiffre et la forme.

MEMBRE SUPÉRIEUR.

Fig. 1ʳᵉ. *Ligature de la carotide.* — 1,1,1, Lèvres de la plaie des téguments convenablement écartées. — 2, 2, Muscle peaucier, divisé et entraîné avec la peau. — 3, Sterno-mastoïdien retiré en dehors. — 4, Omoplat-hyoïdien croisant l'artère et divisant la région sous-hyoïdienne en deux triangles. — 5, Sterno-hyoïdien. — 6, Sterno-thyroïdien. — 7, Couche fibreuse qui sépare les muscles des vaisseaux, incisée verticalement et renversée en dedans, du côté de la trachée.— 8, Clavicule, que la peau laisse entrevoir.—A, Artère carotide commune, dégagée de sa gaîne dans le triangle omo-trachéal et soulevée par le bec d'une sonde. —V, Veine jugulaire refoulée en dehors. — N, Nerf pneumo-gastrique, placé entre la veine et l'artère, et naturellement caché par ces deux vaisseaux. — N', Branche descendante de la neuvième paire.

Fig. 2. *Sous-clavière en dehors du scalène.* — 1, 1, 1, 1, Contour et lèvres de la plaie. — 7, 7, Direction de la clavicule. — 2, Bord cervical du muscle trapèze. — 3, Racine claviculaire du muscle sterno-mastoïdien. — 4, Omo-hyoïdien. — 5, Scalène antérieur. — 6, Aponévrose débarrassée de la couche graisseuse et des ganglions lymphatiques, puis divisée et relevée. — A, Artère sous-clavière sortant de la poitrine, soulevée d'avant en arrière et de dedans en dehors avec une sonde, entre le tubercule de la première côte ou le muscle scalène et la branche cervicale inférieure du plexus brachial. —A, Artère cervicale postérieure, qui passe entre les cordons nerveux du plexus, pour se porter en arrière. — V, Veine jugulaire externe, très volumineuse chez ce sujet, et située fort en arrière. — V', Veine sous-clavière, en partie cachée par la clavicule et venant croiser la face antérieure du scalène, pour entrer dans la poitrine, en passant derrière le muscle sterno-mastoïdien. — N, N, N, Faisceaux qui vont former le plexus nerveux de l'aisselle. —N, N, Branches descendantes superficielles du plexus cervical, ou nerfs sus-acromiaux.

Fig. 3. *Artère axillaire découverte d'avant en arrière.* — 1, 1, 1, 1, Contour de la plaie. — 2, 2, Couche graisseuse et lamelle aponévrotique. — 3, 3, Coupe du grand pectoral divisé dans la direction de ses fibres. — 4, Bord supérieur du petit pectoral.— 5, Pelotons adipeux et aponévrose profonde déchirée. — A, Artère axillaire ramenée en avant par la sonde, après avoir été dégagée de derrière la veine qui est en dedans, et le cordon nerveux le plus rapproché de la poitrine, qui est en dehors.—A, A, Branches acromiale et thoracique antérieure qui s'échappent par un tronc commun de l'artère principale. — V, Veine axillaire. — V', Veine céphalique arrivant du bras pour se jeter dans l'axillaire. — N, Première branche du plexus brachial.

FIG. 4. *Artère brachiale.*— 1, 1, 1, 1, Contour de la plaie. — 2, 2, Aponévrose d'enveloppe.— 3, 3, Autre feuillet aponévrotique qui sert de gaîne commune au faisceau nervoso-vasculaire. — 4, Cloison fibreuse qui sépare habituellement l'artère du nerf médian. — A, Artère brachiale soulevée d'avant en arrière, c'est-à-dire en allant du muscle biceps vers la portion interne du triceps. — V, V, Veines collatérales. — V', Veine basilaire. — N, Nerf médian. — N', Nerf cutané. — N*, Nerf cubital.

FIG. 5. *Artère du coude.* — 1, 1, 1, 1, Contour de la plaie. — 2, 2, 2, Aponévrose incisée et renversée en dehors. — 3, Partie du muscle brachial antérieur. — 4, Gaîne de l'artère. — A, Artère soulevée de dehors en dedans, au-dessus de l'expansion aponévrotique du biceps. — V, Veine collatérale. — N, Nerf médian. — N', Branche du nerf musculo-cutané écarté en même temps que la lèvre correspondante de la plaie avec un crochet.

FIG. 6. *Artère radiale en haut.* — 1, 1, 1, 1, Contour de la plaie. — 2, 2, Premier feuillet de l'aponévrose, divisé et renversé sur ses bords. — 3, Bord interne du muscle long supinateur. — 4, Second feuillet de l'aponévrose. — 5, Fléchisseur sublime. — 6, Tendon du rond pronateur. — A, Artère soulevée entre les veines, — V, Veines collatérales.— V', N, Veine et nerf superficiels.

FIG. 7. *Artère cubitale en haut.* — 1, 1, 1, 1, Contour de la plaie. — 2, 2, 2, Premier feuillet aponévrotique. — 3, Muscle fléchisseur superficiel. — 4, Cubital antérieur. — 5, 5, Second feuillet aponévrotique. — A, Artère dégagée de ses enveloppes et ramenée en avant. — V, Veine collatérale placée du côté radial. — N, Nerf cubital.

FIG. 8. *Artère radiale en bas.* — 1, 1, Contour de la plaie. — 2, 2, Aponévrose. — 3, Tendon du muscle radial antérieur.— 4, Muscle carré pronateur derrière les vaisseaux. — A, Artère séparée de ses veines, V.

FIG. 9. *Artère cubitale en bas.* — 1, 1, Contour de la plaie. — 2, 2, Aponévrose. — 3, Tendon du muscle cubital antérieur repoussé en dedans.—4, 4, 4, Feuillet profond de l'aponévrose. — A, Artère côtoyée par les veines, V. — N, Branche antérieure du nerf cubital.

MEMBRE INFÉRIEUR.

FIG. 10. *Artère iliaque externe.* — 1, 1, 1, Contour de la plaie. — 2, 2, Aponévrose du grand oblique. — 3, 3, Petit oblique. — 4, Ganglion qu'on rencontre quelquefois sur le devant de l'artère.—5, 5, Bords de la gaîne fibreuse qui sépare l'artère, A, du nerf, N, et de la veine, V. — A', Artère circonflexe de l'ilium. — A'', Artère épigastrique.— A''', V, Artère et veine tégumenteuses.

FIG. 11. *Artère fémorale en haut.* — 1, 1, 1, Contour de la plaie. — 2, 2, Premier feuillet de l'aponévrose. — 3, Bord du muscle couturier. — 4, Second feuillet de l'aponévrose, ou gaîne artérielle. — A, Artère fémorale, côtoyée en dehors par le nerf crural, N, en dedans par la veine du même nom, V, et croisée par le nerf saphène, N', V', veine saphène interne enveloppée de graisse.

FIG. 12. *Artère fémorale en bas.*— 1, 1, 1, 1, Contour de la plaie. — 2, Aponévrose.— 3, Conturier refoulé en dehors. — 4, Aponévrose profonde fournissant une gaîne à l'artère, A. V, veine fémorale, et N, nerf crural placé en dedans.— A', Artère grande anastomotique, qui va se ramifier dans le tendon du grand adducteur.

FIG. 13. *Artère tibiale postérieure, au mollet.* —1, 1, 1, Contour de la plaie. — 2, Premier feuillet aponévrotique. — 3, Muscles jumeaux. — 4, Couche cellulaire qui sépare les jumeaux du soléaire.— 5, Coupe du muscle soléaire.— 6, 6, Aponévrose profonde. — A, Artère tibiale ayant une veine de chaque côté. — V, N, Nerf tibial postérieur. — V', Saphène interne repoussée en avant.

FIG. 14. *Artère tibiale postérieure, au-dessous du mollet.* — 1, 1, 1, Contour de la plaie. — 2, 2, Premier feuillet aponévrotique. — 3, Deuxième feuillet aponévrotique. — 4, Tendon d'Achille placé entre les deux lames de l'aponévrose. — A, Artère tibiale située plus profondément.—V, Veines collatérales.—N, Nerf tibial postérieur.—V', Branche de la saphène.

FIG. 15. *Artère tibiale postérieure, derrière la malléole.* — 1, 1, 1, Contour de la plaie. — 2, 2, Première lame aponévrotique. — 3, Aponévrose profonde. — 4, Tendon du muscle jambier postérieur, mis à découvert exprès. — A, Artère. — V, Veines. — N, Nerfs tibiaux. — V', Veines sous-cutanées.

INSTRUMENTS.

FIG. 16. Aiguille courbe de Deschamps.

FIG. 17. Aiguille de J.-L. Petit.

FIG. 18. Sonde cannelée porte-fil. — 22. Stylet-aiguille.

FIG. 19 et 20. Autres aiguilles courbes pour passer les ligatures.

FIG. 24. Aiguille de Desault.

FIG. 21. Serre-nœud.

FIG. 23. Pince à coulisse.

PLANCHE III.

AMPUTATIONS.

MEMBRE SUPÉRIEUR.

Fɪɢ. 1ʳᵉ. *Amputation du poignet.* — *Méthode à lambeaux.* — *Procédé ordinaire.* — A, Main droite de l'opérateur, tenant le couteau, B, presque horizontalement, pour tailler le lambeau palmaire, et enlever la main, D, qu'il soutient et abaisse lui-même de la main gauche, C. — E, Lambeau dorsal relevé sur l'avant-bras. — F, Couche graisseuse et bord antérieur de la plaie. —G, Aponévrose dorsale du métacarpe. — H, H, H, H, Tendons des muscles extenseurs divisés. — L, Artères radiale et cubitale coupées. —K, Tête du cubitus.

L'articulation étant traversée, on voit en avant M la tête formée par la réunion du scaphoïde, du semi-lunaire et du pyramidal en arrière. —I, I, Les excavations correspondantes que présentent le radius et le cubitus, puis, un peu plus loin, trois gaînes fibreuses, une radiale, une cubitale, et l'autre moyenne, pour les tendons des trois principaux paquets de muscles destinés à étendre la main ou les doigts.

Fɪɢ. 2. *Amputation de l'avant-bras.* — *Méthode circulaire—par la modification qui consiste à couper les muscles des os vers l'aponévrose.* —A, Main droite de l'opérateur, armée du couteau, B.—C, Main gauche, soutenant le poignet du malade, D.—E, Point de l'avant-bras que doit embrasser une des mains de l'aide. —F, Incision de la peau à deux pouces au-dessous du lieu où les os devront être sciés. — G, chairs et aponévrose dénudés de leurs téguments. — H, Lambeau de peau garni de son tissu cellulaire, disséqué et relevé en forme de manchette. — I, Entrée du couteau.—K, Sortie du couteau.

Comme c'est le membre droit, qu'il doit être tourné en pronation, et que l'opérateur se place en dedans, c'est un aide qui tient la peau relevée. Pour l'avant-bras gauche, ce serait la main correspondante de l'opérateur : l'aide alors se charge de la main du malade.

Fɪɢ. 3. *Désarticulation du bras.* — *Méthode ovalaire.* — *Procédé de l'auteur.* Le malade est assis, l'humérus désarticulé, et le membre sur le point d'être séparé du tronc. — Au lieu d'être en avant, l'opérateur se tiendrait en arrière, s'il s'agissait du membre gauche.

A, Main droite du chirurgien, faisant agir le couteau, B.—C, Main gauche, tenant le bras, D, de manière à en écarter l'extrémité supérieure autant que possible, dans le but de favoriser le passage de l'instrument.—E, E, E, Lambeau triangulaire du deltoïde, fortement abaissé, pour mettre le fond de la plaie en évidence. — F, F, Bords de la division, se réunissant en haut à angle aigu, un peu en avant de l'acromion, G, dont le sommet forme ordinairement le point de départ de la plaie. —H, Cavité glénoïde, bordée d'un reste de capsule fibreuse. —I, Tête cartilagineuse de l'humérus, entourée, près de son col, J, d'une portion de la capsule articulaire.—K, Corps de l'humérus, mis à découvert par l'abaissement du lambeau deltoïdien. — L, Main droite d'un aide placé derrière le malade, et qui comprime les vaisseaux axillaires, pendant que l'opérateur termine la séparation du membre.

Cette manière de suspendre le cours du sang dans l'artère du bras, qui se retrouve dans presque tous les autres procédés, et qui semble remonter jusques à Le Dran, s'exécute toujours par la manœuvre indiquée ici.

PLANCHE IV.

AMPUTATIONS.

DOIGTS ET MEMBRE INFÉRIEUR.

Fig. 1re. *Amputation des doigts.* — *Méthode ovalaire.* — *Procédé de M. Scoutetten.* — 1, Main droite, terminant l'incision, 2, des téguments, incision que l'opérateur avait commencée sur le dos du carpe, 3, de manière à contourner toute la racine du doigt.—4, Aspect de la plaie immédiatement après l'amputation : on y voit, d'arrière en avant, le tendon extenseur, la tête de l'os, la coupe des ligaments, le tendon fléchisseur et sa gaîne. Il faut supposer ici qu'un aide écarte les autres doigts, et que la main gauche du chirurgien agit convenablement sur celui qu'il ampute.

Amputation des phalanges. — *Méthode à lambeaux.* — *Procédé ordinaire.* —5, Main droite de l'opérateur, tenant le bistouri, 7, et taillant le lambeau antérieur, pour en séparer la seconde phalange, que la main gauche, 6, fait basculer, et tâche d'écarter de la première. Un aide devrait embrasser de la main gauche la racine de ce doigt et le pouce, pendant que, de la main droite, il tient les trois autres doigts écartés et fléchis.

Fig. 2. *Désarticulation du métatarse.*—*Procédé de M. Lisfranc.*—1 et 2, Mains du chirurgien, pressant sur la pointe du pied et sur le couteau, 3, à l'instant où il termine le lambeau qui doit recouvrir la surface articulaire —4, Surface saignante du lambeau.—5, Saillie que fait en dedans le premier os cunéiforme. — 6, Facette articulaire antérieure du même os. —7, 7, 7, Facette des trois derniers cunéiformes. — 8, Fond de la mortaise tarsienne destinée à recevoir l'extrémité, 10, du deuxième métatarsien.—9, 9. 9, 9, Facettes cartilagineuses des quatre autres métatarsiens.—11, 11, Extrémité de l'artère pédieuse.

Fig. 3. *Désarticulation de la cuisse*—*Méthode ovalaire*—*Procédé de M. Cornuau.*—1, Hanche du malade, couché sur le côté opposé. — 2, Main droite du chirurgien, tenant le couteau, 4, pendant que la main gauche, 3, soutient la cuisse, 10, dont la séparation d'avec le tronc est sur le point d'être opérée. — 5, 5, Angle supérieur et lèvres de la plaie. — 6, Tête du fémur, luxée et détachée de la cavité cotyloïde, 7.—8, Ligament inter-articulaire. divisé. — 9, 9, 9, 9, Coupe des différents muscles. Il faut admettre en outre qu'un aide, placé derrière, le dos tourné vers la tête du lit, maintient la hanche malade, et qu'un autre aide est en même temps chargé de la jambe.

PLANCHE V.

INSTRUMENTS A AMPUTATION.

Tome Ier, p. 297.

Fig. 1re. Couteau ordinaire, de grandeur moyenne, à tranchant exactement droit.

Fig. 2. Couteau droit, sans talon, et un peu convexe en approchant de la pointe, tel que je le préfère, et qu'on le trouve chez M. Sirhenry.

Fig. 3. Couteau droit, également dépourvu de talon, et dont la pointe est émoussée.

Fig. 4. Couteau à double tranchant ou interosseux ordinaire.

Fig. 5. Bistouri à coulisse, que quelques personnes font placer dans les boîtes à amputation, mais qui n'a pas d'avantages réels sur le bistouri ordinaire.

Fig. 6. Scie nouvellement modifiée, telle qu'on la trouve chez M. Charrière.

Fig. 7. Scie ordinaire, réduite ici moitié plus que la précédente.

Fig. 8. Scie articulée ou à chaînons du docteur Jeffrey.

Fig. 9. Pince à ligatures, dont la forme m'a toujours paru fort commode.

Fig. 10. Pince ordinaire.

Fig. 11. Pince à torsion.

Fig. 12. Tenaille incisive.

Fig. 13. Aiguille de forme nouvelle, vue de côté.

Fig. 14. Aiguille vue de face.

Fig. 15 et 16. Anciennes aiguilles,

Fig. 17. Autre aiguille ancienne, dont le talon est aplati latéralement, et qui a le chas de côté.

Fig. 18. Tourniquet de J.-L. Petit, modifié.

Fig. 19. Pelotte de rechange du tourniquet.

PLANCHE VI.

——

RÉSECTION DES OS.

Tome Ier, p. 552 à 585.

Fig. 1re. *Résection de la tête de l'humérus.—Bras gauche.—Procédé adopté par l'auteur.* — On fait, en le suivant, un large lambeau triangulaire, H, H, à base supérieure, aux dépens du deltoïde, et que relève ensuite la main, I, d'un aide placé derrière.—De sa main gauche, G, le chirurgien s'empare du bras malade, J; divise la capsule et les tendons qui la fortifient, sur la tête de l'os, A, comme s'il s'agissait de l'amputation du membre; luxe l'humérus, et met la cavité glénoïde, B, à nu; fait écarter ou déprimer les bords, F, F, de la plaie; saisit enfin la scie, C, de sa main droite, E, pour en appliquer la lame, D, sur le corps de l'os, aussi bas que le mal l'exige, et la faire marcher un peu obliquement de bas en haut.

Fig. 2. *Résection de la poulie articulaire de l'humérus. — Procédé ordinaire. —* C'est le membre gauche. Le malade est couché sur le ventre. Après avoir taillé un lambeau quadrilatère, G, G, aux dépens du muscle triceps, lambeau que la main gauche, H, relève en même temps qu'elle soutient le bras, on détache les chairs antérieures de manière à pouvoir glisser entre elles et l'os une plaque, E, E, de bois mince ou de carton, ou même une simple compresse longuette, pliée en plusieurs doubles, et que la main, F, est chargée de fixer. La scie, C, C, est conduite de telle sorte par la main, D, que sa lame, B, tombe à peu près perpendiculairement sur le corps de l'humérus, pendant que la main, I, agissant sur l'avant-bras, J, se tient prête à en favoriser les mouvements. En supposant qu'il fallût exciser aussi l'extrémité du cubitus et du radius, il n'y aurait qu'à prolonger par en bas les premières incisions latérales, à en pratiquer une troisième de A, en J, pour avoir deux lambeaux inférieurs au lieu d'un seul, et à répéter sur les os de l'avant-bras ce qu'on vient de faire sur l'humérus.

Fig. 3. *Résection des têtes carpiennes de l'avant-bras.—Procédé de Moreau.—* A l'aide d'une incision en L, on taille d'abord sur le dos du membre, I, un lambeau triangulaire, E, ou F. Le contour du cubitus, A, étant dégagé des parties molles, on glisse sur sa face profonde l'extrémité démontée de la scie, B, B, soit sur une sonde cannelée, soit avec un stylet flexible, soit avec une aiguille courbe. Pour faire marcher ensuite cette scie, il faut que la main, C, du chirurgien et celle de l'aide, D, qui en tiennent les manches, J, J, J, J, n'aillent point l'une sans l'autre, et que la main du malade, H, soit portée en dehors et en avant par l'aide qui doit la soutenir. On procède en dernier lieu, mais de la même manière, à l'extraction de la tête, G, du radius.

PINCES ET TÉNACULUM.

Fig. 4. Cette pince, qui, à l'aide du crochet ou ressort qu'on voit en B, se ferme très bien, ainsi que le montre la Fig. A, est en même temps très facile à ouvrir, et vaut mieux que la plupart des pinces à coulisse, à cliquet, destinées au même but. Elle vient des ateliers de M. Charrière.

Fig. 5. Ténaculum, tel qu'on l'emploie parmi nous.

PLANCHE VII.

CATARACTE ET PUPILLE ARTIFICIELLE.

Tome Ier, p. 721.

Fig. 1re. *Cataracte par extraction, au moment où l'opérateur termine la section de la cornée.*— A, Main droite d'un aide, dont l'indicateur, B, soulève la paupière supérieure, pendant que les autres doigts restent étalés sur la tempe. — C, Main gauche du chirurgien, tenant le cérato- tome comme une plume, et le dirigeant un peu de haut en bas, pendant que le petit doigt de la main droite, E, abaisse la paupière inférieure et soutient le globe de l'œil.

L'instrument, D, traverse la chambre antérieure de part en part. Le tranchant de sa pointe, G, res- sortie de l'œil, arrivée dans le grand angle, glisse sur le bord de l'ongle, F, qui lui sert ainsi de point d'appui, et protége en même temps les tissus environnants, jusqu'à ce que la section du lambeau de la cornée soit complète.

Tome Ier, p. 698.

Fig. 2. *Cataracte par abaissement.* — La paupière supérieure est relevée par l'indicateur, B, et la tête maintenue par la main gauche, A, d'un aide. L'inférieure est abaissée par l'indicateur, D, de la main gauche, C, du chirurgien, qui étale les autres doigts, E, sur la racine du nez, pendant que, de sa main droite, F, il fait agir l'aiguille, G. Celle-ci en est à l'instant où, étant arrivée jusque dans la pupille et ayant déchiré circulairement la capsule antérieure, on l'applique par sa concavité sur le cristallin, pour l'entraîner en bas, en arrière et en dehors, par un simple mouvement de bascule.

Tome Ier, p. 753.

Fig. 3. *Pupille artificielle.* — *Corotomie et Corectomie.* — *Procédé de l'auteur.*— Le couteau, A, porté comme pour la cataracte, a traversé deux fois la cornée. Lorsque sa pointe arrive en B, le lambeau, E, de l'iris se trouve complétement détaché. Son dos, G, ne se voit ici que parce que la pupille naturelle, F, est conservée. En le retirant dès lors de C en A, on évite de trancher le point, D, du lambeau de la cornée qui tient encore à la sclérotique.

Fig. 4. A, Pince à pupille du docteur Maunoir.— B, Pince de M. Physick, telle que je l'ai modifiée.

Fig. 5. *Instruments à cataracte.* — A, Cératotome de Beer. — B, Cératotome de Wenzel. — C, Serpette de Tenon, modifiée par M. Boyer.—D, Aiguille de M. Dupuytren, vue de face et par son dos. — D', Aiguille de M. Dupuytren, vue de côté.

PLANCHE VIII.

FISTULE LACRYMALE.

Fig. 1re. Cette figure représente le deuxième temps de l'opération. De sa main droite, C, le chirurgien retire le bistouri, E, de la plaie, G, pendant que de la main gauche, D, il enfonce la canule, I, à l'aide du mandrin, F. Un aide placé derrière tient l'angle palpébral externe, H, avec la main gauche, B, et soutient le front du malade avec la droite, A. Le tout doit être conduit de façon que la canule pénètre à mesure que le bistouri remonte dans le sens de son entrée, et qu'elle glisse sur le dos ou la face postérieure, plutôt que sur la région antérieure de l'instrument tranchant.

Fig. 2. Canule de grandeur naturelle à bourrelet supérieur.

Fig. 14. Mandrin coudé de M. Dupuytren, propre à conduire les différentes sortes de canules à bourrelet.

Fig. 5. Autre canule du même genre, mais droite et beaucoup plus petite.

Fig. 6. Canule de Foubert, telle qu'elle a été conservée dans les cabinets de la Faculté (1).

Fig. 12. Canule et ressort de Pamard.

Fig. 3. Stylet de Desault, pour désobstruer le canal nasal à travers la canule de Pamard.

Fig. 15. Crochet mousse de Desgranges, propre à retirer le fil ou le stylet conducteur des fosses nasales.

Fig. 17. Plaques de Cabanis, destinées au même usage. Elles sont demi-ouvertes et dans l'état où on les place pour entraîner le stylet une fois qu'il est pincé.

Fig. 4. Stylet d'Anel.

Fig. 8. Seringue du même auteur.

Fig. 9. Syphon démonté de la seringue.

Fig. 10. Capillaire en cuivre qu'on tient dans le tube du syphon, pour l'empêcher de s'obstruer quand on ne s'en sert pas.

Fig. 11. Longue canule pour injecter les voies auditives par le nez.

Fig. 7. Cathéter de Lecat, qu'on porte par le nez, et dont le bec, armé d'un œil, vient recevoir un fil dans l'angle oculaire, afin d'entraîner de haut en bas la mèche dilatatrice dans le canal nasal.

Fig. 13. Canule de Laforest.

---

(1) Il en existe une en or, dans le Muséum de l'École de Médecine, qui offre un bourrelet supérieurement, et ressemble beaucoup plus que la précédente à celle de M. Dupuytren.

PLANCHE IX.

INSTRUMENTS A CATARACTE, A PUPILLE, A FISTULE LACRYMALE.

Tome Ier, p. 629 à 772.

PLANCHE X.

1° STAPHYLORAPHIE.

Tome II, p. 92.

Fig. 1re. Les lèvres de la division, A, A, ont été avivées. Les trois fils ou rubans sont passés. Leurs extrémités, B, B, pendent hors de la bouche, et leurs anses, C, sont un peu déprimées vers le pharynx. Il n'y a plus qu'à les nouer pour fermer la plaie.

Fig. 2. Ciseaux coudés de M. Roux, pour commencer l'avivement de la bifurcation.

Fig. 3. Bistouri boutonné, propre à continuer, de bas en haut, l'incision commencée près de la luette avec les ciseaux.

Fig. 4. Porte-aiguille préféré par M. Roux. Ses branches, A, A, se relâchent en tirant sur l'anneau, B, par l'intermède de la tige, C, C, qui traverse le manche, F, et du bouton, D. Elles compriment, au contraire, et fixent solidement l'aiguille, E, quand on agit en sens opposé.

Fig. 5. Même aiguille isolée.

Fig. 6. Aiguille employée par M. Alcock, à Londres, en 1822.

Fig. 7. Aiguille de M. Ebel.

Fig. 8.   —   de M. Græfe, vue de côté.

Fig. 9.   —   —   vue de face.

Fig. 10. Autre aiguille du même auteur.

Fig. 11. Aiguille de M. Donigès, courbe, percée en A, et armée d'un fil, B. Elle est fortement coudée sur son manche, C.

Fig. 12. Aiguille de M. Schwerdt, coudée comme la précédente. Elle est d'ailleurs disposée de telle sorte, qu'en pressant sur la bascule latérale, B, on en ouvre la pointe, A, par suite de la flexion du ressort, C, qu'on rapproche ainsi du manche, D.

Fig. 13. Même instrument vu de côté.

Fig. 14. Pince de Græfe ou d'Ebel.

Eig. 15. Uranotome de Dieffenbach.

Fig. 16. Serre-nœud de Græfe. Pendant que, d'une main, on tire l'anse, A, par ses deux branches, B, B, on pousse l'instrument tenu par son manche.

Fig. 17. Pince porte-aiguille de Dieffenbach.

Fig. 18. Serre-nœud de Donigès. Les deux bouts, B, B, du nœud de chirurgien qui forme l'anse, A, sont engagés dans chacun une échancrure de la traverse, D, D. La pièce, C, est destinée à recevoir le pouce.

Fig. 19. Ténaculum palatin de Hruby. Les traverses de cette pince sont coudées, presque à angle droit, sur ses branches, B.

2° POLYPES.

Tome II, p. 107, et Tome III, p. 595.

Fig. 20. Serre-nœud dont la gouttière, B, se transforme en canal aux deux extrémités, A, A.

Fɪɢ. 21. Serre-nœud ordinaire de Desault, avec sa tête, A, coudée, et sa plaque fendue, B.

Fɪɢ. 22. Autre serre-nœud, qui reçoit la ligature par son orifice, A, et la fixe à l'aide du treuil, B.

Fɪɢ. 23. Pinces à polypes de M. Charrière. Elles sont minces, élastiques, très fortes, à cause de leur trempe particulière, et croisées de manière à n'occuper que très peu d'espace dans l'ouverture des narines.

Fɪɢ. 24. Serre-nœud en chapelet de M. Mayor. — A, Anse de fil passée dans la pièce, B, dans les boulettes, C, C, et dont les deux branches, D, D, réunies dans le cylindre, E, sont fixées sur le treuil, F, G.

Fɪɢ. 25. Serre-nœud de M. G. Pelletan. — Engagée dans la double canule, A, A, l'anse, B, traverse ensuite un ressort élastique, C, C, C, C, que la vis, F, resserre ou relâche à volonté. Le petit treuil, E, agit aussi, à l'occasion, sur le double fil, D.

PLANCHE XI.

1° TRACHÉOTOMIE.

Tome II, p. 194.

Fig. 1re. Le malade a la tête modérément relevée. Les lèvres de la plaie sont écartées, pour mettre à découvert les diverses couches qu'il a fallu diviser. La canule est placée, sa concavité en avant et en bas, comme le fit M. Bretonneau sur mademoiselle de Puységur.—A, A, A, A, Angles et lèvres de la division des téguments. — B, B, Feuillet superficiel de l'aponévrose cervicale. — C, C , son feuillet profond. — D, D, Muscles sterno-hyoïdiens.—E, Anneaux inférieurs de la trachée.—F, Canule garnie de ses deux petits anneaux, vue par sa grosse extrémité. — G, Une des plus grosses veines sous-hyoïdiennes divisée.—H, Portion du corps thyroïde, mis à découvert et refoulé en haut par la canule.

Fig. 2. Instrument de Bauchot, sorte de trois-quarts aplati, très court et armé de sa canule, propre à pratiquer l'opération d'un seul trait par ponction.

Fig. 3. Deux canules méplates de M. Bretonneau, emboîtées l'une dans l'autre, et vues de côté. La Fig. 4 en représente l'ouverture supérieure et les anneaux , vus de face.

Fig. 5. Petit égouvillon en fils métalliques, dont l'usage est de nétoyer l'intérieur des canules, quand elles sont en place, et d'en expulser toutes les mucosités.

Fig. 6. Pince imaginée par M. Trousseau.— Une fois introduite dans la trachée, son bec, à double onglet, l'empêche d'en ressortir, quand on les ouvre pour écarter la plaie de ce canal ; d'où il suit qu'à la rigueur elle pourrait tenir lieu de canule, si on se donnait la peine d'en tenir les anneaux rapprochés.

Fig. 7. Pince destinée au même usage, qu'on ferme avant de l'introduire, et qu'on ouvre ensuite en tournant la vis qui en traverse les deux branches. C'est dans le but de la substituer à la précédente que M. Trousseau l'a inventée. Elle est, en effet, préférable; mais la canule vaut encore mieux.

2° OESOPHAGOTOMIE.

Tome II, p. 233.

Fig. 8. La division des parties est opérée. Le bistouri , B , commence à pénétrer dans l'œsophage , F, favorisé qu'il est par le bec , G , de la sonde , A , préalablement portée à travers la bouche et le pharynx, jusqu'auprès du corps étranger, dans le but de faire saillir à l'extérieur le canal de la déglutition , et de le dégager des énormes vaisseaux qui l'entourent. —D, Angles et lèvre antérieure de la plaie des téguments. — E, E, Muscles sterno-mastoïdien en dehors , sterno-hyoïdien et sterno-thyroïdien en dedans. —H, Lobe gauche de la glande thyroïde, croisée par une branche de l'artère thyroïdienne supérieure. — I , Muscle omo-hyoïdien, laissant apercevoir sur le devant du pouce de la main droite, C, ou du dos du bistouri, une portion, K, de l'artère carotide primitive. — J, Trachée artère, attenant à la région antérieure et gauche de l'œsophage.

Fig. 9 et 10. Instruments de Vacca, l'un courbe, l'autre droit. — A, A, Algalie conductrice. Anneaux de la tige élastique, qui servent à faire mouvoir la branche, C, C.

Fig. 11. Mandrin élastique à double branche, hors de sa canule.

Les dangers de l'œsophagotomie ont évidemment été exagérés. Les deux militaires qui l'ont subie au commencement de 1832, au Val-de-Grâce, n'ont éprouvé aucun accident grave, et se sont promptement rétablis.

PLANCHE XII.

HERNIES.

ANATOMIE CHIRURGICALE.

Fig. 1re. Vue du trajet et des enveloppes de la hernie inguinale.—A, A, A, A, Téguments incisés et renversés sur leur face externe.—B, Portion du *fascia superficialis* disséqué et ramené en dehors.—C', Lambeau de l'aponévrose, C, du grand oblique abaissé pour mettre les parties sous-jacentes à découvert. — D, Portion du muscle petit oblique, E, coupée et renversée vers la ligne médiane. — F, F, *Fascia transversalis*, dont la portion supérieure a été enlevée pour laisser voir le *fascia propria* et le péritoine, G, à découvert.—H, Vaisseaux épigastriques passant au-dessous et en dedans du cordon, placés dans l'épaisseur du *fascia propria* entre le péritoine et le *fascia transversalis*.—K, K, Cordon séminal, traversant le *fascia transversalis*, dont on l'a dégarni artificiellement un peu plus bas, et se trouvant enveloppé par le crémaster, J, jusque dans le scrotum.—I, Contour de l'anneau renversé en dehors et se prolongeant en bas pour constituer l'enveloppe fibreuse du cordon.

Fig. 2. Vue de la portion fémorale du canal crural.—Une portion des téguments a été enlevée. G, G, G, G, Contour de la plaie qui en est résultée. — B , *Fascia superficialis* relevé. — A, A, A, Lame falciforme du *fascia lata*. — D, D, D, Branches veineuses qui viennent se rendre dans la veine fémorale, E, par l'ouverture, C, de l'aponévrose.—F, Lignes ponctuées indiquant le trajet de l'artère fémorale.— H, H, H, H, Contour de l'ouverture antérieure du canal crural.

INSTRUMENTS.

Fig. 3. Bistouri de Pott.

Fig. 4. Bistouri de M. Cooper, dont le bord concave, B, n'est tranchant que dans l'étendue de 6 à 8 lignes en A.

Fig. 5. Sonde ailée de Méry.

Fig. 6. Bistouri herniaire de Le Dran.

Fig. 7. Gorgeret dilatateur de Le Blanc.

Fig. 8. Entérotome de M. Dupuytren pour les anus contre nature.

Ces trois derniers instruments sont représentés demi-ouverts.

PLANCHE XIII.

—

OPÉRATION DE LA HERNIE.

Fig. 1ʳᵉ. *Hernie inguinale.* — *Côté droit.* — Tome II , p. 466. — La peau et les couches sous-jacentes, A , A , largement incisées , sont fortement écartées par les mains , H , H , d'un aide, qui entraîne le sac, B, B , de la même manière.— De sa main gauche, le chirurgien glisse le bistouri de Pott , E , sous l'angle supérieur externe de l'anneau, pour l'inciser en haut et en dehors. L'indicateur , C, de la main droite , D , qui soutient le dos de l'instrument, est en même temps chargé de déprimer les intestins, G, G. — Pour le côté gauche, c'est la main droite qui conduirait le bistouri, et l'indicateur gauche qui refoulerait les intestins.

Fig. 2. *Hernie crurale.* — *Côté droit.* — Tome II , p. 483. Les enveloppes herniaires, A, A, divisées dans la direction du pli de l'aine , sont tirées en dedans par la main, H , d'un aide , qui déprime en sens contraire les intestins, G, avec son autre main , I. — Le tranchant, B, du bistouri, C, tenu de la main droite , E , dans une direction presque horizontale , est placé là sur le bord concave du ligament de Gimbernat , qu'il incise de dehors en dedans et un peu de haut en bas. —L'indicateur , E , de la main , F , éloigne les viscères et favorise l'action de l'instrument.

PLANCHE XIV.

———

SUTURES INTESTINALES.

Fig. 1ʳᵉ. 1° *Suture du pelletier.* — Les bords de la plaie, placés en long, sont renversés en dedans à la manière de M. Lembert. Les deux bouts, B, B, du fil doivent être ramenés et fixés au dehors, ou coupés très près de l'intestin après avoir été noués, si on prend le parti de tout abandonner dans le ventre.

2° Même forme de plaie, réunie par la suture de Le Dran et dont les bords, A, sont également refoulés en dedans. Les anses de fil, d'abord roulées séparément en B, B, B, B, se trouvent ensuite toutes rassemblées en C, qui forme corde et qu'on maintient à l'extérieur.

3° Section complète de l'intestin en travers. — Au lieu d'être invaginés, comme le veut M. Jobert, les deux bouts, F, de l'intestin, B, B, sont simplement renversés sur leur tunique muqueuse, comme le conseille M. Lembert. — Quatre points, C, de suture libre les unissent. Le mésentère, A, a été divisé parallèlement aux vaisseaux, D, et transversalement, pour rendre les manœuvres à exercer sur la plaie de l'intestin plus faciles.

4° Section transversale comme précédemment. — Suture à l'aide des trois viroles de M. Denans. Les viroles qu'on voit ici sont en gomme élastique. — A, Virole centrale ou moyenne dont un léger écartement de la plaie permet d'entrevoir la face externe. — B, B, Bouts de l'intestin repliés chacun sur une virole distincte, et ramenés ensuite l'un vers l'autre, soutenus qu'ils sont par les viroles internes. — C, Anse de fil qui traverse l'intestin après avoir embrassé les trois viroles ensemble, afin qu'elles ne subissent aucun écartement. — On voit en E, l'un des bouts du tube digestif garni et renversé sur la face interne de sa virole particulière. Son autre bout, préalablement disposé de la même manière, renferme en outre une partie de la virole commune, D, sur le point d'être introduite en E pour terminer l'opération.

5° Plaie longitudinale traitée par la méthode de M. Raybard. — Une plaquette, H, H, de bois mince ou en gomme élastique, traversée dans son milieu par un anse de fil, I, I, est d'abord préparée. — On la glisse ensuite dans l'intestin, dont on en distingue le contour par la ligne ponctuée, E, E, E, E, et même la partie centrale, C. Son fil est aussitôt passé de dedans en dehors, F, F, de manière à traverser en même temps les parois du ventre, F', F', avant qu'on ne puisse en rapprocher les deux extrémités, F'', F'', soit pour les nouer, soit pour les tordre. — A, A, Lèvre droite de la plaie intestinale. — B, B, Lèvre gauche de la même blessure. — G, G, G, G, Bords de la division des parois du ventre.

INSTRUMENTS LITHOTRITEURS. (*Voy.* pl. XVIII et XIX.)

Fig. 2. Sonde droite de Gruithuisen. — A, A. Corps de l'algalie. — B, Sommet du mandrin G, G, s'unissant en E avec la sonde, et que l'anneau, C, sert à faire mouvoir. F, Vide destiné à montrer que l'instrument est raccourci dans la figure.

Fig. 3. Même sonde renfermant un mandrin terminé en couronne de trépan, A, pour broyer les calculs dans la vessie. — Ce mandrin, que trois rondelles de cuir, D, D, D, empêchent de vaciller dans le tube, porte, à son extrémité, C, une poulie qui reçoit la corde d'un archet. —

L'ouverture, B, a pour but de donner issue aux parcelles de calculs à mesure qu'elles se dé-tachent de la pierre principale.

Fig. 4. Dans la fig. 4, ce mandrin, terminé en fer de lance, B, porte également une poulie à son extrémité, C, et renferme une anse, A, A, de fil de laiton dont les deux chefs, D, D, se voient au bout de l'instrument.

Fig. 5. Fraise ou scie coudée, proposée dans le principe par M. Leroy. — A, Portion de la sonde conductrice. — B, Pièce active de l'instrument. — C, D, Mandrin qui en est la continuation.

Fig. 6. Fraise à double scie du même auteur. — A, Tube conducteur. — B, B, Branche écartée de la fraise. — C, Tige centrale qui ouvre ou ferme l'instrument selon qu'elle recule ou qu'elle avance dans la sonde.

Fig. 22. Fraises excentriques actuellement employées par le même auteur. — Les deux ailes, A, A, forcées par la progression du mandrin, B, d'abandonner le centre du foret, E, sont fortement écartées. Elles rentrent avec le mandrin quand on le retire, et l'instrument se ferme aussitôt.

Fig. 12. Foret à chemise de M. Rigal vu fermé, et tel qu'on le dispose pour commencer l'opération. — A, Tête saillante qui, retirée entre les deux lames, B, B, par la tige, C, produit l'écartement qu'on voit dans la Fig. 11.

Fig. 10. *Foret à couteaux*. — A, A, A, Lames tranchantes articulées avec la tête, C, du pivot foret, B, E, et avec les branches de la canule D.

Fig. 17 et 18. Fraises à tête, employées dans l'appareil de M. Civiale.

Fig. 16. Nouvelle fraise à développement de M. Leroy, différant à peine de celle qu'on voit figure 22.

Fig. 19. Fraise à développement de M. Tanchou. — A, Pointe du foret, D. — B, B, Ailes dentées de la fraise articulée en C, C, avec la tige centrale qui doit les faire mouvoir.

Fig. 13. Fraise à tête et à chemise de M. Rigal. — A; Tête centrale qui écarte, en se retirant, les branches, B, de la chemise, C.

Fig. 14. Fraise à aile simple de M. Pecchioli ou de M. Tanchou, modifiée par M. Charrière. — A, Aile repoussant son talon, C, à mesure qu'on l'écarte du foret, D, dont on voit la pointe en B.

Fig. 15. Même instrument, dans son état primitif.

Fig. 20. Lithotriteur à virgule de M. Heurteloup, vu fermé.

Fig. 21. Le même, représenté ouvert. — A, A, Tête et pointe du foret, C. — B, Aileron ou virgule de la fraise que la tige, D, est chargée de faire mouvoir.

Fig. 9. Pince à forceps ou pince maîtresse de M. Heurteloup, litholabe dont une des branches, B, B, B, B, plus longue que les autres, est dite à *capuchon*, C. — Le calcul, A, A, qu'elle embrasse, se trouve réduit en coque, D, par l'action de l'évideur, E, que la tige, F, est chargée de faire mouvoir en glissant avec le litholabe dans la canule conductrice, G.

Fig. 8. Cette figure représente l'évideur de M. Heurteloup. — Articulée avec le tube, C, sa portion dentée poussée par la tige, D, est inclinée ici de B, sa direction naturelle, en A, son point d'écartement extrême.

Fig. 7. Perforateurs imaginés par le même praticien. L'un est fermé, l'autre ouvert. — A, Pointe triangulaire du foret, C. — B, Lame excentrique écartée par l'action du mandrin, D.

PLANCHE XV.

TAILLE.

ANATOMIE CHIRURGICALE. — INSTRUMENTS.

Tome III, p. 707.

Fig. 1ʳᵉ. Cette figure a pour but de mettre en vue la disposition des parties qu'on blesse ou qu'on peut blesser en pratiquant la lithotomie. Le sujet est placé sur le côté droit. Toute la partie gauche de l'abdomen, y compris la hanche et la fesse, est enlevée, de façon toutefois que la coupe se trouve en dehors de la ligne médiane. Tel qu'il est placé, le lithotome, J, de F. Côme blesserait la fin du rectum, L, L, L, presque infailliblement, si on ne prenait soin d'en relever le manche en le retirant.— Le triangle urétro-anal, K, K', K", représente par son bord supérieur, K, K', la ligne d'entrée, et par son bord inférieur, K, K", la ligne de sortie du bistouri chargé de préparer les voies au lithotome caché. Son angle inférieur, K", tombe sur l'anus, I; son angle profond, K, sur le col de la vessie, et son angle antérieur, K', sur le devant du périnée.— L'instrument relevé en K', C, K, incise sans danger la prostate jusqu'en B; tandis que dans la position où on le voit, il léserait à peu près inévitablement l'intestin, si on voulait porter la plaie, C, C', au-delà de, C.—Commencée sur la portion membraneuse, D, de l'urètre, l'incision offrirait quelque avantage pour l'extraction du calcul : mais il serait difficile de ménager le bulbe, E, que le reste de l'urètre, F, laissé pendant, et le corps caverneux gauche relevé, font paraître fortement courbé.

La vésicule séminale, A, ne court réellement de risques que dans la taille recto-vésicale. Alors, en effet, l'incision, limitée entre l'excavation péritonéale, N, N, et la prostate, B, quand on suit le procédé primitif de M. Sanson, exposerait à la blessure du canal déférent, P, ou de la poche qui en longe le côté externe.—Le péritoine, R, R, R, R, R, R, R, R, qui du devant du rectum, L, L, remonte derrière la vessie, A, A, A, pour venir tapisser la face postérieure des muscles abdominaux, S, S, laisse l'urètre, O, O, et le conduit séminal sur sa face externe dans le tissu cellulaire sous-jacent.— Ils ont été relevés ici pour mettre mieux en vue les autres parties. —

Dans la taille hypogastrique, on pénètre d'abord jusqu'à l'espace celluleux, T, et la vessie peut être ouverte ensuite depuis la racine de l'ouraque, V, jùsqu'à la gaîne, A, du lithotome vis-à-vis de la coupe du pubis, H.

Fig. 2. Gorgeret de Hawkins. La languette en occupe presque la partie moyenne. Il est régulièrement concave et tranchant dans une grande étendue.

Fig. 3. Gorgeret de Desault. Moins concave et beaucoup plus étroit.

Fig. 4. Gorgeret lithotome de Bromfield. L'arête de la lame, A, permet de le faire glisser sur la rainure du conducteur, B, de C en D, avec la plus grande facilité.

Fig. 5. Sonde à dard de F. Côme. Pendant qu'à l'aide du bouton, B, on fait avancer la pointe, A, du stylet, D, le bec, E, de la sonde soutient la vessie.

Fig. 6. Bistouri cystitome de M. Belmas.

Fig. 7. Trois-quarts lithotome de F. Côme. Lorsque la pointe, A, est arrivée par ponction dans l'espace, T, de la fig. 1ʳᵉ, le chirurgien en tient solidement le corps, D, contre les pubis, H, pendant que de l'autre main il en porte avec force la bascule, B, et le tranchant, C, du côté de l'ombilic jusques en S.

Fig. 8. Crochet suspenseur de F. Côme. — Une fois son extrémité, A, dans la vessie, on en confie le manche, B, à un aide chargé de soulever l'organe pendant qu'on l'incise de haut en bas.

Fig. 9. Gorgeret suspenseur de M. Belmas, destiné au même usage que le crochet précédent.

PLANCHE XVI.

TAILLE LATÉRALISÉE.

Tome III, p. 728.

Fig. 1ʳᵉ. Un aide, placé à droite, maintient de la main gauche, A, le cathéter, C, en l'inclinant un peu de son côté, pendant que de la main droite, B, il relève mollement le scrotum, J. — Les jambes, I, I, et les cuisses, H, H, fléchies, écartées et fortement relevées, sont ainsi soutenues par deux autres aides. De la main, D, D, ils fixent le genou, F, F, contre leur poitrine, pendant que de l'autre main, E, E, ils embrassent le pied, G, G, par son bord interne et sa face plantaire.—Les téguments et toutes les parties molles sont incisées jusqu'à la vessie. Le lithotome de F. Côme, introduit fermé, est ouvert pour inciser la prostate d'arrière en avant.—Le dos de sa gaîne, appuyé contre la branche du pubis droit plutôt que directement contre la symphyse ou l'angle supérieur de la plaie, Q, fait que la lame, P, se dirige presque en travers, sur le bord, S, et non plus vers l'angle, R, de la solution de continuité des téguments. Sa bascule, N, est tenue contre le manche, M, par la main, K, de l'opérateur qui l'ouvre de cette façon, tandis que son autre main en embrasse latéralement l'articulation, O, entre le pouce et le bord radial de l'indicateur fléchi.—Le tout est un peu plus abaissé, ici, et plus incliné qu'il ne convient, parce qu'autrement la plaie et l'instrument lui-même eussent été, en grande partie, masquée par les mains du chirurgien.

INSTRUMENTS.

Fig. 2. Tome III, p. 758.—*Forme du cathéter ordinaire.* — Sa plaque, A, fatigue beaucoup plus la main que si elle était armée d'un manche comme celui de la planche XVII. Son bec, B, quoique émoussé, n'est aucunement renflé, et sa cannelure, C, C, C, est beaucoup moins large que dans celui de M. Dupuytren.

TAILLE HYPOGASTRIQUE.

Tome III, p. 811.

Fig. 3. *Sonde à dard modifiée par M. Belmas.* — L'algalie, A, offre à son bec une sorte de dent, B, qui l'empêche de passer au travers de la vessie dès que le dard, D, en a perforé la paroi antérieure. Elle renferme une verge cannelée en avant, de manière à laisser une rainure de chaque côté du stylet, C, propre à servir de conducteur au bistouri dans le troisième temps de l'opération, et le bourrelet de son extrémité a pour but de maintenir le dard aussi bien que de prévenir la rétraction de la vessie.

LITHOTRITIE.

Tome III, p. 864.

Fig. 5 et 6. Premiers instruments de M. Civiale pour la lithotritie. (*Voy*. pl. XIV, XVIII et XIX.)

PLANCHE XVII.

INSTRUMENTS POUR LA TAILLE.

Fig. 1. Cathéter à manche en ébène, renflé dans sa portion courbe, boutonné à son extrémité, et portant une large canelure à la manière de M. Dupuytren.

Fig. 2. Lithotome que Cheselden employait dans le principe.

Fig. 3. Même instrument modifié par M. Charrière, en ce que son manche porte deux plaques métalliques ciselées en lime, pour en rendre le glissement moins facile entre les doigts.

Fig. 4. Lithotome de Pouteau ne différant du dernier couteau proposé par Cheselden, qu'en ce que la portion non tranchante de sa lame ou son talon est deux fois moins longue.

Fig. 5 et 6. Lithotomes à châsses autrefois employés par les Collot.

Fig. Couteau coudé de Foubert pour sa méthode latérale.

Fig. 8. Lithotome de F. Côme, modifié par M. Charrière. Le manche de celui-ci n'a ni pans, ni numéros. On en varie le degré d'ouverture en faisant avancer ou reculer le bouton qui traverse la racine de sa bascule.

Fig. 9. Lithotome double de M. Dupuytren, qui peut être gradué de la même manière, et que le même coutelier a heureusement modifié sous plusieurs rapports.

Fig. 10. Gorgeret de M. Roux, différant à peine de celui de Scarpa.

Fig. 11. Dilatateurs mâle et femelle usités jadis dans le grand appareil.

Fig. 12. Tenettes de M. Charrière : elles sont tellement construites qu'en les ouvrant le plus possible, on ne produit jamais qu'un léger écartement de leur manche dans la plaie.

Fig. 13. Cathéter de Guérin. — A, Sa portion vésicale et canelée, presque droite. A', partie qui, unie en F à la précédente, se termine par une tête, C. — D, D, Trois-quarts qui traverse la tête, C, et vient en E tomber sur la canelure, A, du cathéter, en traversant le périnée.

PLANCHE XVIII.

LITHOTRITIE.

Fig. 1ᵉ. *Méthode de M. Civiale.* — Le malade est couché horizontalement, le siége soulevé par un coussin et les jambes demi-fléchies hors du pied du lit. Le calcul, B, embrassé par la pince à trois branches, A, A, A, est vu au travers de la vessie, au moment où le foret à tête, R, commence à le perforer.—La main gauche, Q, du chirurgien le maintient immobile en appuyant, d'une part, sur la canule externe, S, S, fixée d'ailleurs par la tête, C, du tour en l'air, et de l'autre, sur la portion libre, F, du litholabe, pendant que sa main gauche fait agir l'archet. — M, Portion de la tige du foret qui s'enfonce par degrés dans la canule protectrice ou chemise garnie de sa boîte à cuir, E, à mesure que le ressort en boudin caché dans la branche supérieure, K, L, du tour, en pousse la portion libre, et que l'archet en entraîne la poulie, N.— B, B, Partie inférieure du tour, qu'un aide tient solidement de ses deux mains, O, O, placées en dessous et sur laquelle glisse la portion, H. La vis de pression, J, a pour usage d'arrêter, quand on le veut, l'expansion du ressort en tire-bouchon qui presse contre le foret, et celle qu'on voit en I, est destinée à fixer convenablement les deux portions de l'instrument l'une contre l'autre, de même que celle qui est marquée, D, fixe le litholabe dans l'intérieur de la canule externe ou chemise.

Fig. 3. *Appareil de M. Amussat.*— Plus simple que le précédent, cet appareil est aussi beaucoup moins parfait. Le calcul, A, réagit avec trop d'avantage sur les branches, E, E, E. Sa canule, B, B, se fixe mal. La tige, F, F, du foret et le cuivrot qui reçoit l'archet, n'ont rien de particulier; mais le tour à main, D, avec son prolongement, H, et le croissant, C, nommé *conscience*, contre laquelle presse la poitrine de l'opérateur, ne remplacent que très imparfaitement le tour à ressort et à vis.

Fig. 7. Etau en ébène qu'on ouvre ou qu'on ferme en relâchant ou en resserrant la vis, B. C'est dans son ouverture, A, qu'on place la portion de l'appareil saisie par la tête, C, du tour en l'air dans la fig. 1ᵉ; mais il ne mérite aucune confiance.

Fig. 6. *Pince brise-coque de M. Heurteloup.* — E, Calcul alongé, susceptible d'être broyé par les mouvements de *va et vient*, par les frottements des mors, B, B, de la pince. —A, A, canule externe ou chemise se continuant avec la boîte, D. Cette boîte renferme un système à encliquetage propre à faire glisser l'une sur l'autre les deux branches, C, C, quand on incline le levier, F, dans un sens ou dans l'autre.

Fig. 12. Extrémité séparée du même instrument.—A, A, Engrenage des deux branches, B, B, de la pince, E, contenue dans la canule, D.

Fig. 5. *Appareil de M. Tanchou.* — A, Calcul engagé dans la cage du litholabe, dont les branches sont arrêtées par le cordonnet de soie, C. — B, Extrémité vésicale de la canule protectrice.

Fig. 2. Un des premiers appareils imaginés par M. Leroy. — C, Cage en ressort de montre qu'on ouvre, ou qu'on ferme à volonté en agissant sur la tige, B, de manière à les faire glisser dans la canule, A, qui semble se continuer avec la tête, D, quand le litholabe est rentré dans sa gaîne.

Fig. 9. *Brise-pierre de M. Amussat.*— Les mors, C, C, de cet instrument sont unis par une tige à filet, G. La canule, A, A, qui les renferme, se termine en arrière par un porte-vis, D, D, et peut être facilement fixée quand il le faut par la vis, F. La main gauche de l'opérateur en maintient le manche, B, pendant que la main droite fait agir le tourniquet et les volants, E, E, E.

Fig. 10. *Brise-pierre de M. Rigal.*—Ses mors, B, B, sont garnis d'un fil dont l'extrémité, G, restée au dehors, dans le tube, D, permettrait de les retirer de la vessie sans danger, s'ils venaient à se casser.—Ce système est évidemment emprunté à l'appareil de Meirieu.—A, A, Canule fendue en B, G, que fixe le système de Rapel, F, F, destiné aussi à faire mouvoir la pince par l'intermède de l'écrou, E.

Fig. 8. *Lytholabe du coutelier Lukens.*—D, D, D, D, Double anse unie en C, et dont les quatre branches s'articulent avant de rentrer dans la canule, A, qui a les mêmes usages ici que dans tous les autres systèmes.

Fig. 4. *Appareil de M. Sirhenry.* — Celui-ci est un peu courbe; mais l'inventeur en a de tout-à-fait droits, et d'autres qui n'ont que deux branches. Les mors, A, de cet instrument sont dentés, pour que le calcul, une fois saisi, ne puisse pas s'en échapper. La canule protectrice, B, E, dont on ne voit ici que le commencement et la fin, est fort épaisse, et renflée en B, afin qu'aucune force ne parvienne à la fausser.—C, Vis de rappel, destinée, en prenant son point d'appui sur le manche, F, à faire marcher la pince, D, par l'intermède de la pièce, G, qui glisse en même temps sur le soutien, H.

Fig. 11. Portion du même instrument fermé.

PLANCHE XIX.

———

LITHOTRITIE (*Voy*. pl. XVIII).

FIG. 1ᵉ. Brise-pierre de M. Jacobson, ouvert aux trois-quarts.—F, Canule protectrice.—D, Branche mobile ou inférieure, brisée en, B, B, B, articulée en, E, avec la branche fixe ou dorsale, C, et que fait mouvoir l'écrou, G, à l'aide de la vis de rappel qui en forme l'extrémité. C'est en A que se place la pierre.

FIG. 2. Même instrument fermé.

FIG. 3. Nouveau brise-pierre de M. Heurteloup. — A, Branche fixe de l'appareil. — B, Branche mobile, dont l'extrémité, E, reçoit les coups de marteau pendant l'opération.—D, Vis propre à fixer les deux branches l'une sur l'autre. — L'instrument est coupé en E.

FIG. 4. Vue du même appareil fermé.

MALADIES DE L'URÈTRE.

INSTRUMENTS DE DUCAMP.

FIG. 5. Appareil ouvert. — A, A, Conducteur en gomme élastique gradué. Son extrémité vésicale est garnie d'une douille de platine, B, et son autre bout est fixé dans un tube d'argent, C. La cuvette du porte-caustique, E, poussée hors du conducteur par la tête de pince, D, se retrouve en A, de la Fig. 7, mais séparée de sa tige, B. — F, représente l'instrument fermé.

La Fig. 6, montre un porte-caustique modifié. Sa cuvette, B, terminée par un bouton, ferme exactement le bec du conducteur quand on la retire. Tout entière en métal, sa tige permet de lui donner une courbure en rapport avec le point de l'urètre qu'on veut cautériser, de la tourner sur son axe, et de la pousser avec toute la force nécessaire. Forcé de le faire entrer dans le conducteur d'arrière en avant, à cause de son bouton, j'en ai fait aplatir l'extrémité, C, en ressort de montre, pour qu'elle puisse être glissée et fixée par une vis de pression dans la branche, Fig. 16, de la tête de pince, dont elle n'est qu'une suite dans la Fig. 5.

Le porte-caustique de Ducamp, Fig. 9, que préfère encore M. Pasquier, n'est en métal qu'en A, près de l'anneau, et en B, près de la cuvette. Une bougie de gomme élastique en forme la partie moyenne.

On voit, Fig. 8, en A, la bougie exploratrice chargée en B, de cire à mouler, fixée sur la portion non graduée de l'instrument.

FIG. 11. Instrument dilatateur à air et à ventre de Ducamp. — A, Sac de baudruche, qui doit être introduit vide dans la portion coarctée de l'urètre. — B, Robinet par où l'air est injecté.

FIG. 18. Instrument explorateur. Le tout est porté fermé jusqu'à l'obstacle. En pressant alors sur le cercle qui précède l'anneau, B, on fait avancer la tige centrale. Il suffit ensuite de pousser l'anneau, B, pour donner naissance au losange, A, qu'arrête la limite profonde du rétrécissement dès qu'on veut le retirer à soi. On obtient de cette façon une mesure assez exacte de la partie resserrée du canal.

INSTRUMENTS DE M. SEGALAS.

Fɪɢ. 10. Le porte-caustique, B, est renfermé dans une gaîne de métal, A, glissant elle-même dans une sonde de gomme élastique, analogue au conducteur de Ducamp. L'instrument est conduit fermé jusqu'au-devant de l'obstacle, où on le fixe. La sonde à cautériser est ensuite poussée dans le rétrécissement. Une fois qu'elle y est engagée, on retire la gaîne, A, dans le conducteur. Le caustique contenu dans la cuvette, B, ainsi mis à nu, se trouve dès lors en contact immédiat avec les parties malades.

Fɪɢ. 17. Stylet boutonné en B, gradué en A, et manœuvrant dans une sonde de gomme élastique, pour indiquer la longueur du rétrécissement de l'urètre.

Fɪɢ. 20. Stylet de la figure précédente, déjà proposé par M. Bell et M. Van-Welsnaer, pour pénétrer jusqu'à la vessie dans les cas difficiles.

INSTRUMENTS DE M. LALLEMAND.

Fɪɢ. 13. Pièces de la sonde porte-caustique, isolées.

Fɪɢ. 12. Instrument complet ouvert. A, A, Gaîne en platine, armée de son anneau curseur. —B, Bouton qui s'enlève à volonté, et qui permet de faire sortir ou de retirer la cuvette boutonnée, D, du porte-nitrate. — C, petite boule armée d'une vis de pression, pour graduer les mouvements de la tige centrale.

Fɪɢ. 21. Mandrin articulé de M. Tanchou, pour redresser l'urètre et déprimer la prostate. On le voit ici de côté, tandis qu'il est représenté par sa face dorsale ou concave dans la Fig. 22.

Fɪɢ. 14. Bougie emplastique, conique et renflée.

Fɪɢ. 15. Bougie en gomme élastique, conique sans être renflée.

Fɪɢ. 23. Pince pour extraire les petits calculs de l'urètre et même de la vessie. On la pousse fermée, Fig. 24, à l'aide de l'anneau, A. Quand elle est ouverte, il suffit de retirer sa racine, B, dans la canule, C, C, pour qu'elle se referme aussitôt.

PLANCHE XX.

ORGANES SEXUELS DE LA FEMME.

Fig. 1re. *Speculum bivalve de M. Sirhenry.*—Cet instrument me paraît être le plus parfait que nous ayons aujourd'hui. Il s'ouvre et se ferme, sans le moindre bruit, avec toute la douceur possible, et presque insensiblement. Pour cela il suffit d'en tourner le manche à la manière des vis.

Fig. 2. Sorte de piston destiné à porter des pommades ou autres substances médicamenteuses sur le col utérin à travers un spéculum.

Fig. 3. Matrice ouverte par sa face antérieure, et renfermant un polype pédiculé , dont on fait la ligature par la méthode de Desault. — Les deux instruments, ramenés d'arrière en avant, se croisent sur la région antérieure du polype, A, de manière à ce que le fil, E, E, puisse en étrangler le pédicule. Après les avoir tournés une ou deux fois sur leur axe, il n'y a plus qu'à lâcher l'un des fils, en poussant la tige, H, dans la canule, I, pour ouvrir la pince, F. Le tube porte-fil, G , étant enlevé, on applique le serre-nœud, et l'opération en reste là. — Bien qu'inséré très haut dans l'utérus , ainsi que le montre la coupe du col, E, E, le polype n'en fait pas moins une saillie assez considérable dans le vagin, D, D.

Fig. 4. Ligature de polype à la manière de M. Mayor de Lausane. La ligature, C, C, passée autour du col, A, de la masse morbide, B, et soutenue jusque là par les trois petites fourches porte-fil, E, E, E, n'est engagée dans le cylindre, D, qu'après avoir traversé les petites boules d'ivoire ou le chapelet, Fig. 24 de la Pl. X.

Fig. 5. Double canule de Levret.—Lorsque l'anse , A, embrasse exactement le polype, on tire sur les fils, B, B, pour la serrer. Ces fils sont ensuite arrêtés sur les anneaux de la canule , qu'on tourne aussi sur son axe, quand on veut encore augmenter la constriction.

Fig. 6. Pince porte-fil de Desault, modifiée en ce que l'anneau, A, la fait mouvoir à l'aide d'une vis, et la fixe au moyen d'un cliquet, B.

Fig. 7. Pince porte-fil de Levret.

Fig. 8. Serre-nœud à vis de M. Dupuytren. — Le corps, C, de l'instrument est fendu dans toute sa longueur, pour permettre à la mouche, E, qui s'y trouve engagée, de glisser librement. Cette mouche, sur laquelle on attache le fil, B, resserre ou relâche l'anse, A, sans rien déranger chaque fois qu'on agit sur la plaque, D.

Fig. 9. Même instrument, armé d'un anneau, D, et portant , à l'extrémité de sa vis , B , un bouton, E, en guise de plaque.

Fig. 10. Ciseaux à polypes de M. Richerand, dont les lames, A, A, très courtes, concaves sur le tranchant et sur le plat , ont le sommet émoussé pour glisser sans danger au milieu des organes. On les voit ici par leur face convexe.

Fig. 11. Éphelcomètre de M. Guillon. — Le but de cet instrument est d'abaisser la matrice , quand on veut en exciser le col. En tirant sur la tige, B, on le ferme, et les branches, A, A, se mettent aussi dans le même axe que la pièce principale, D. Une fois dans l'utérus, on.

l'ouvre en repoussant la verge latérale , que l'anneau, C, empêche de vaciller. Il en résulte une sorte de croix qui ne peut plus sortir de l'organe sans l'entraîner, à moins qu'il ne se déchire.

Fıg. 12. Hystérotome de M. Colombat. Le couteau , E, placé en travers , est disposé de telle sorte, qu'en agissant sur la rondelle , D , on le fait aisément tourner sur le col de la matrice comme sur un cercle. Les branches, B, B, de la pince s'écartent ou se rapprochent, selon que la tige centrale , armée d'une petite traverse , est retirée ou refoulée, à l'aide du bouton qui en termine le manche, E.

IMPRIMERIE D'HIPPOLYTE TILLIARD, RUE DE LA HARPE, N° 88.

Pl. 1.

A Chazal del

B. tanner Sculp

Fig. 1.

Fig. 2.

Fig. 3.

A. Chazal del.

Bertonier sculp.

Fig. 1.

Fig. 2.

Fig. 3.

A. Chazal del.

Beun sculp.

Pl. 5.

Fig. 1.

Fig. 3.

Fig. 5.

Fig. 2.

Fig. 4.

A. Chazal del.t

Ambroise Tardieu sculp.t

Fig. 2.

Fig. 3.

Fig. 4.

Fig. 2.

Fig. 5.

Fig . 1 .

Fig . 2 .

Fig. 1.

Fig. 1.

Fig. 8.

Fig. 1.

Fig. 2.

J. Charal del.

Brin sculp.

Fig. 1.

A Chazal del.

Ambroise Tardieu sculp.

Pl.15.

Fig. 1.

A. Chazal del.

Ambroise Tardieu sculp.

Pl. 26.

Fig. 1.

Fig. 2.

Fig. 3.

Fig. 4.

Fig. 5.

Fig. 6.

Pl. 17.

Pl. 18.

Fig. 6.

Fig. 2.

Fig. 12.

Fig. 5.

Fig. 3.

F. 7.

Fig. 1.

Fig. 9.

Fig. 10.

Fig. 8.

Fig. 4.

Fig. 11.

A. Chazal del.

Ambroise Tardieu sculp.

Fig. 1.

Pl. 20.